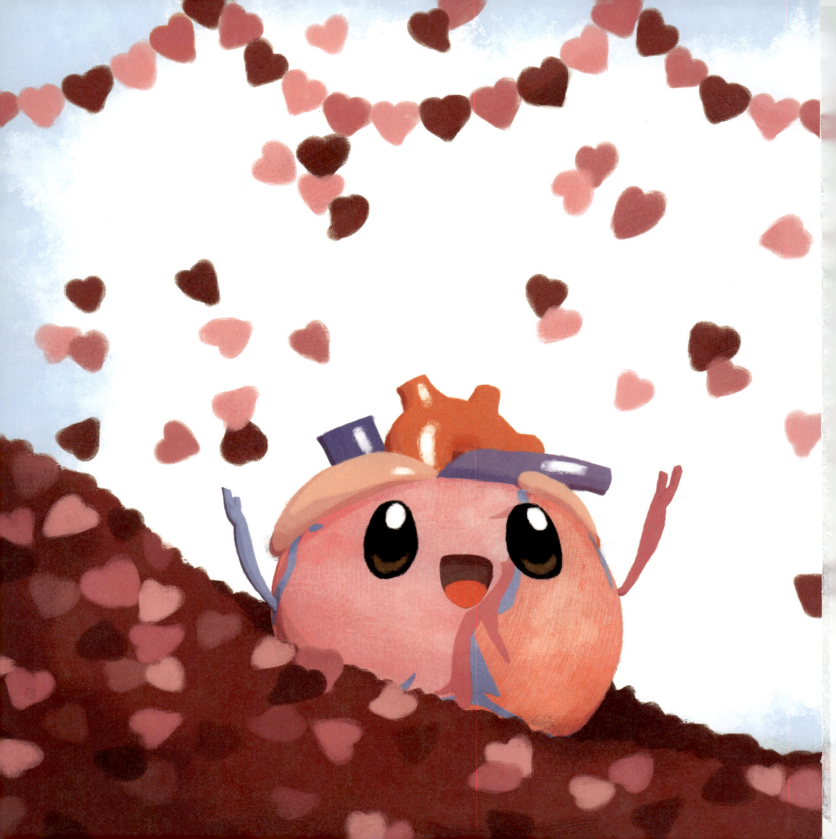

HANK, EL CORAZÓN

Escrito por:
Dr. Ryan A. Moore y Dr. John Hutton

Ilustrado por:
Jeff Cimprich
Cat Musgrove
y Matt Nelson

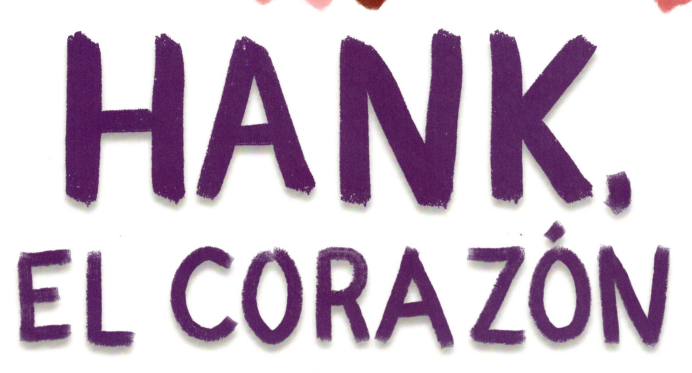

Texto: copyright 2020 de Dr. Ryan A. Moore y Dr. John Hutton
Ilustraciones: copyright 2020 de Jeff Cimprich, Cat Musgrove y Matt Nelson

Todos los derechos reservados.

Publicado por blue manatee press, Cincinnati, Ohio.
blue manatee press y el logotipo asociado son
marcas comerciales registradas de Arete Ventures, LLC.

Primera edición: Febrero de 2020.

Ninguna parte de esta publicación podrá ser reproducida, almacendada o
transmitida de ninguna forma sin el permiso por escrito de la editorial.
Para obtener información sobre permisos, escriba a press@bluemanateebooks.com.

Datos de Catalogación-en-Publicación de la Biblioteca del Congreso
Hank el Corazón/ escrito por el Dr. Ryan A. Moore y el Dr. John Hutton; Ilustrado por Jeff Cimprich, Cat Musgrove,
y Matt Nelson—1ra edición.
    Resumen: Hank es un corazón de verdad, no como un corazón de San Valentín, ¡pero es el amigo más adorado que jamás conocerás!
 Los niños se divertirán cuando conozcan a Hank, mientras él los guía por un increíble recorrido a través de ...¡si mismo!
Aprenderán de qué está hecho Hank, cómo funciona, cómo mantenerlo saludable, cómo el personal médico aprende a conocerlo
y la diferencias que los corazones de los niños pueden tener al nacer.
ISBN-13 (tapa dura): 979-8-9886382-4-7
[1. No ficción juvenil – Conceptos/Cuerpo. 2. No ficción– Salud y vida diaria/general.]
Impreso en EE. UU.

El trabajo artístico fue creado por medios digitales.

Dedicado a Shelley, Blythe, Astrid y Clo-
cuatro increíbles cámaras de mi corazón.
-Dr. John Hutton

Dedicado a mis tres corazones que laten al unísono - Michelle,
Laney y Dez -¡y a todas la familias con diferencias
congénitas de corazón en todo el mundo!
-Dr. Ryan A. Moore

Dedicado a mi esposa, Jessica, y a mis dos hijos,
Ellie y Owen.
-Jeff Cimprich

Dedicado a Brendan, ¡el fan número uno de Hank!
-Cat Musgrove

Dedicado a mi tía Sue, por siempre fomentar en mí
el arte y por ayudarme a leer.
-Matt Nelson

¡Un agradecimiento especial al Dr. Ken Tegtmeyer por reunirnos a todos!

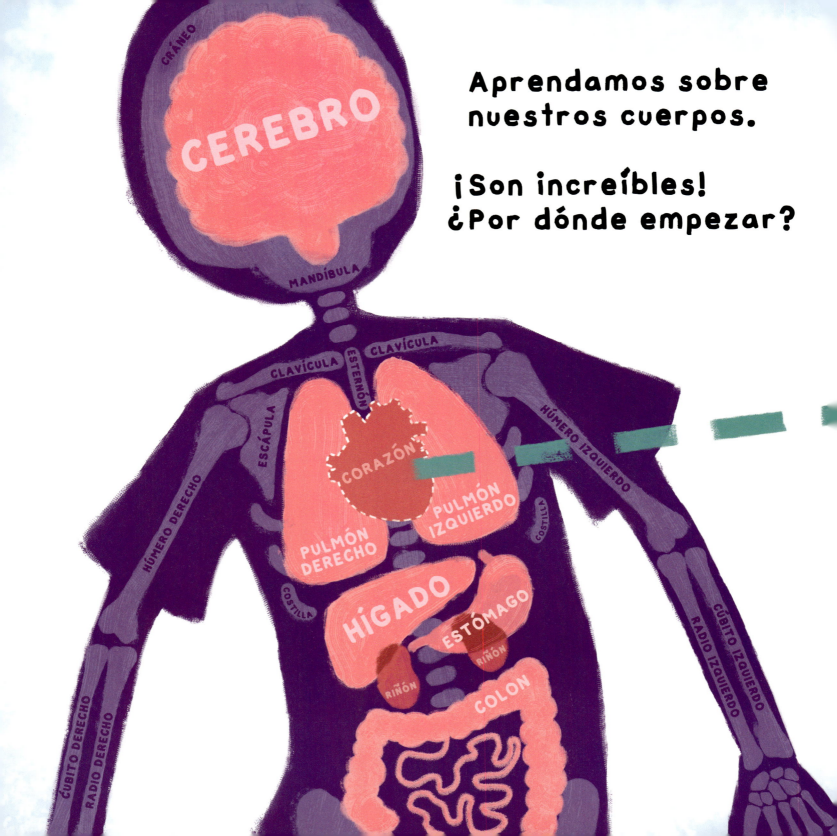

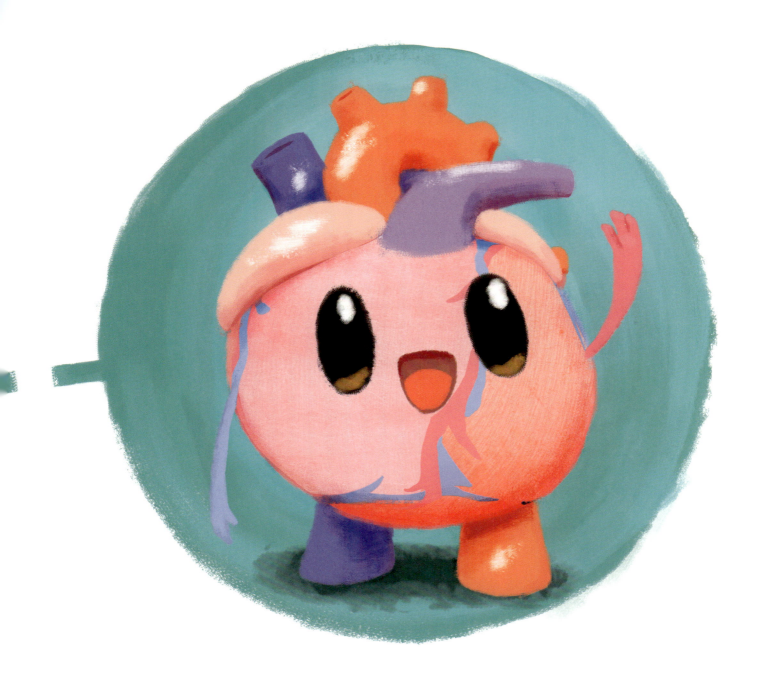

¡Miremos dentro y saludemos a Hank, el corazón!

Los corazones de verdad en realidad son un poco deformes, no como un corazón de San Valentín

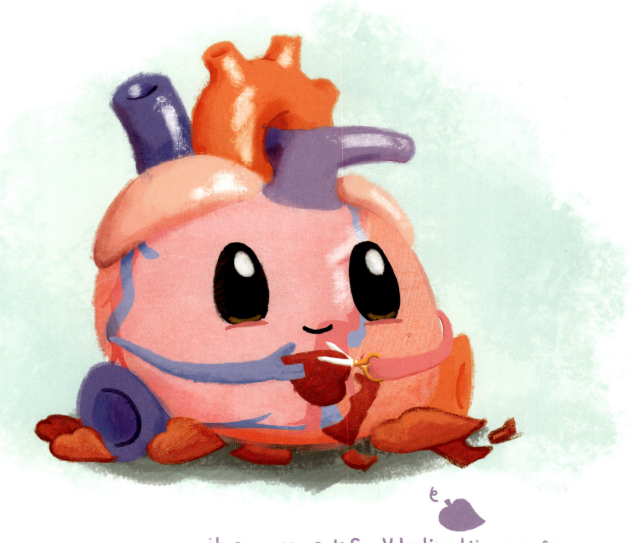

¡Los corazones de San Valentín obtienen su forma de las hojas y semillas que se entregaban como señal de AMOR hace mucho tiempo!

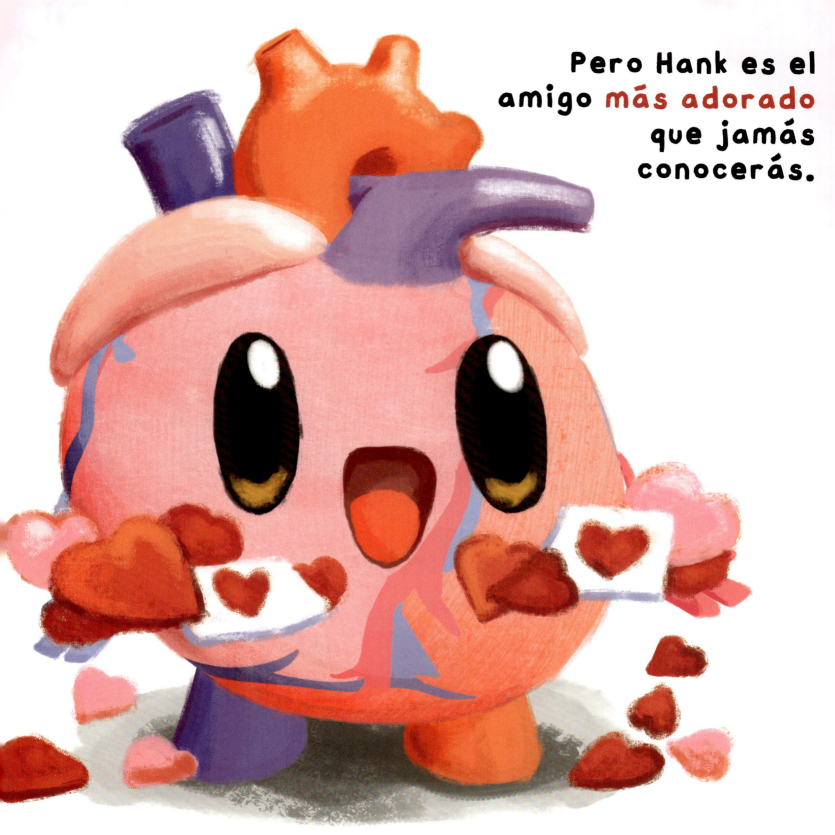

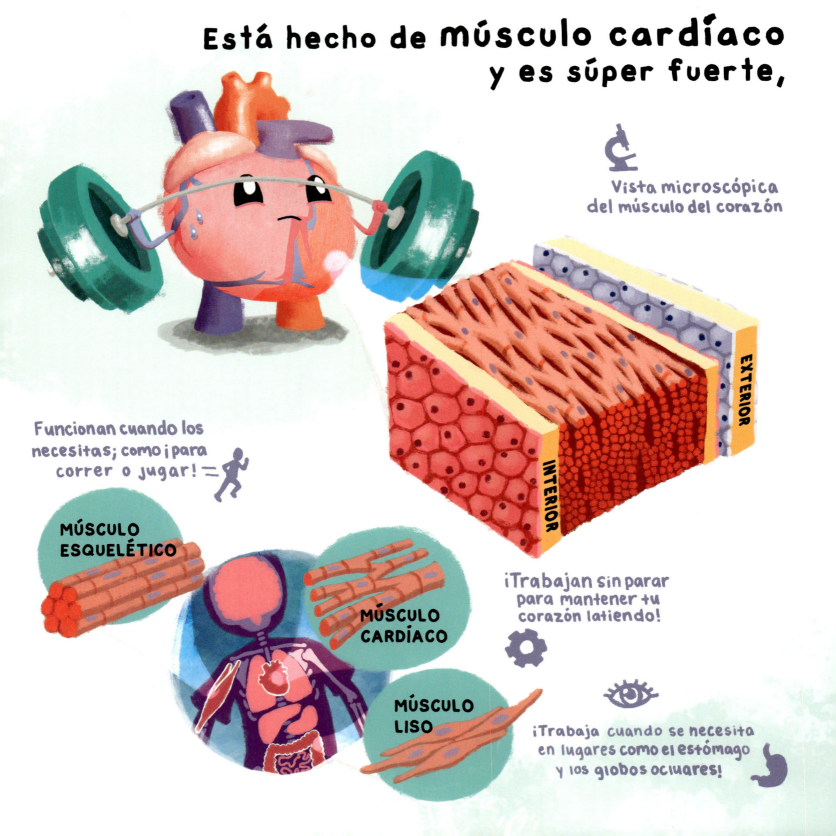

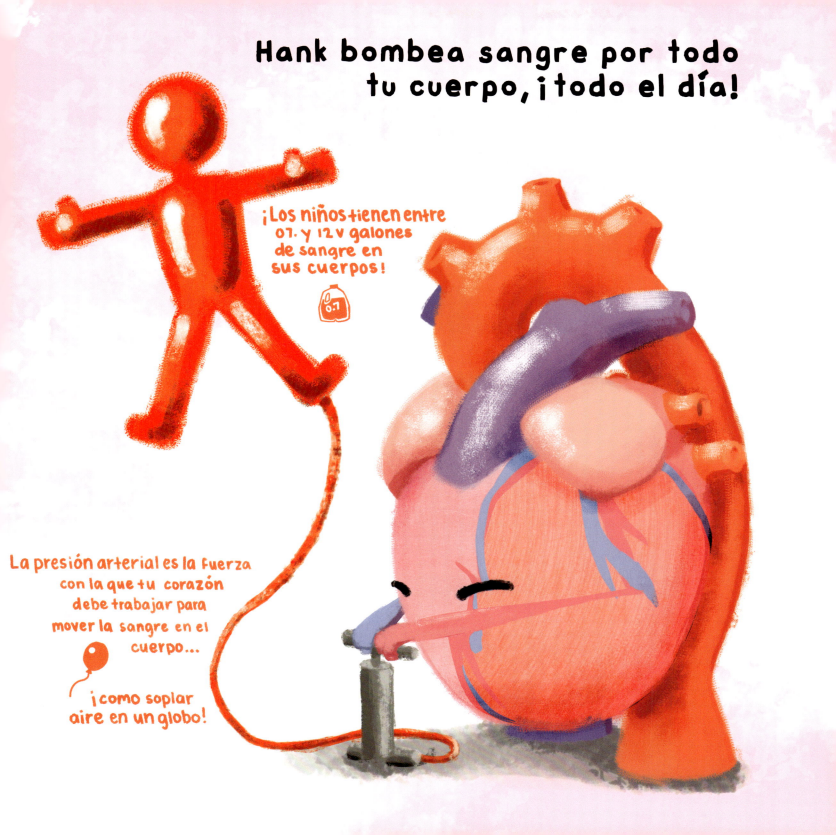

Hank tiene unos grandes vasos, enormes tuberías con curvas,

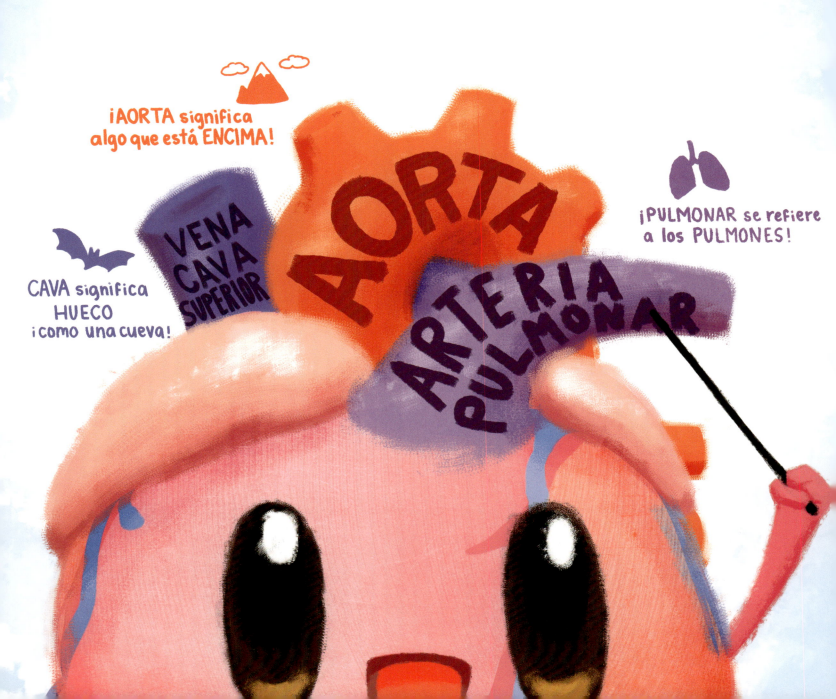

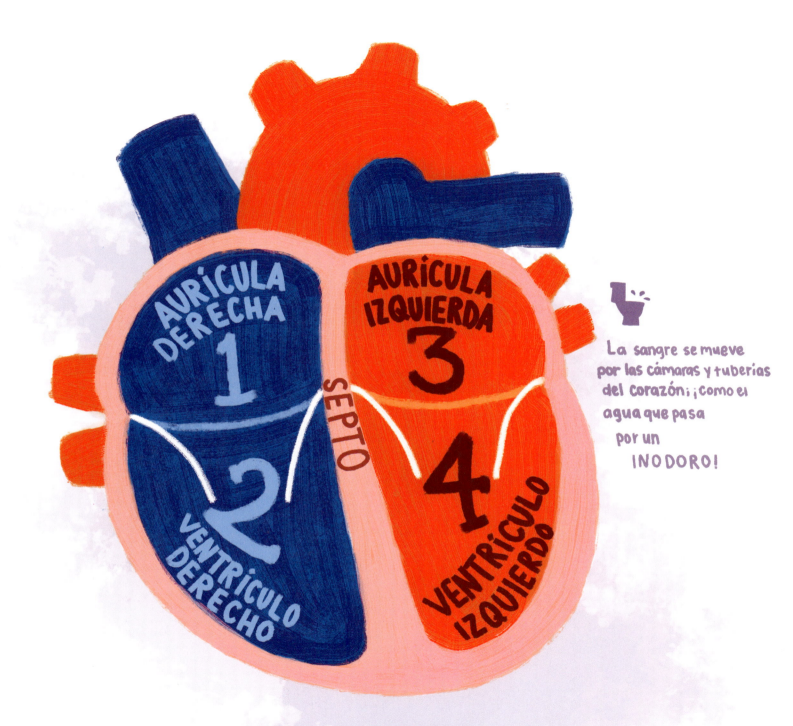

unidos a cuatro cámaras de dos diferentes tipos.

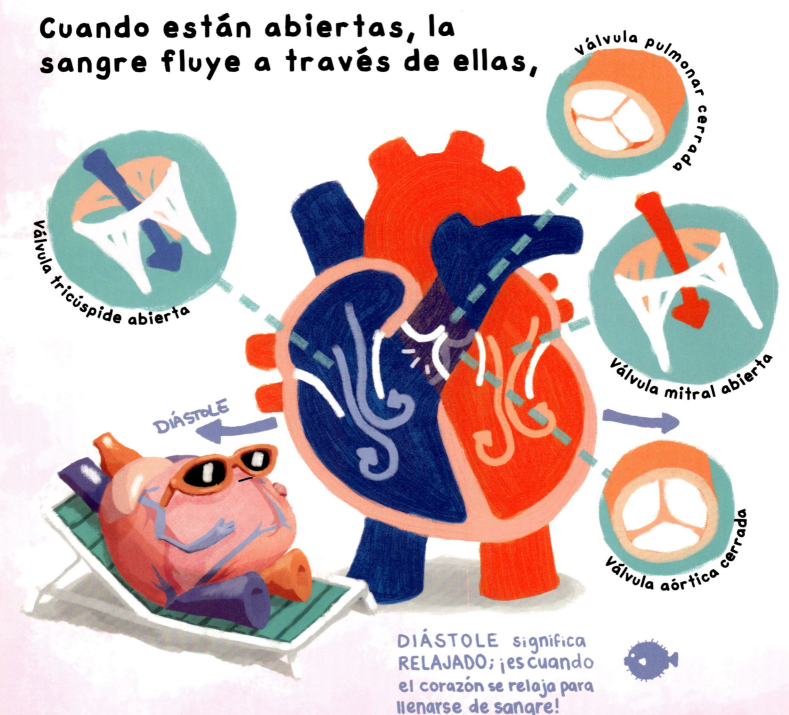

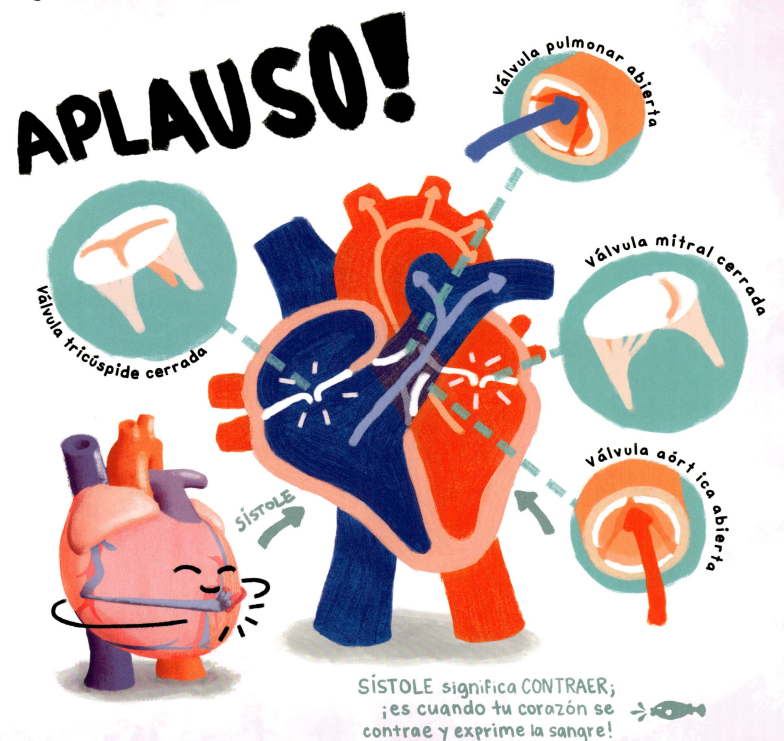

La sangre cansada llena el lado derecho de Hank: ¡Es azul* y necesita aire!

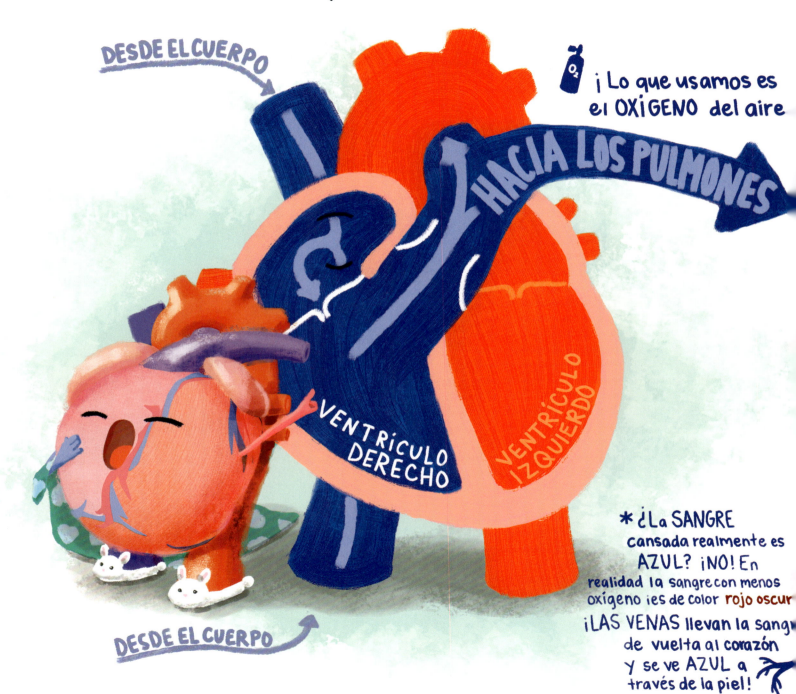

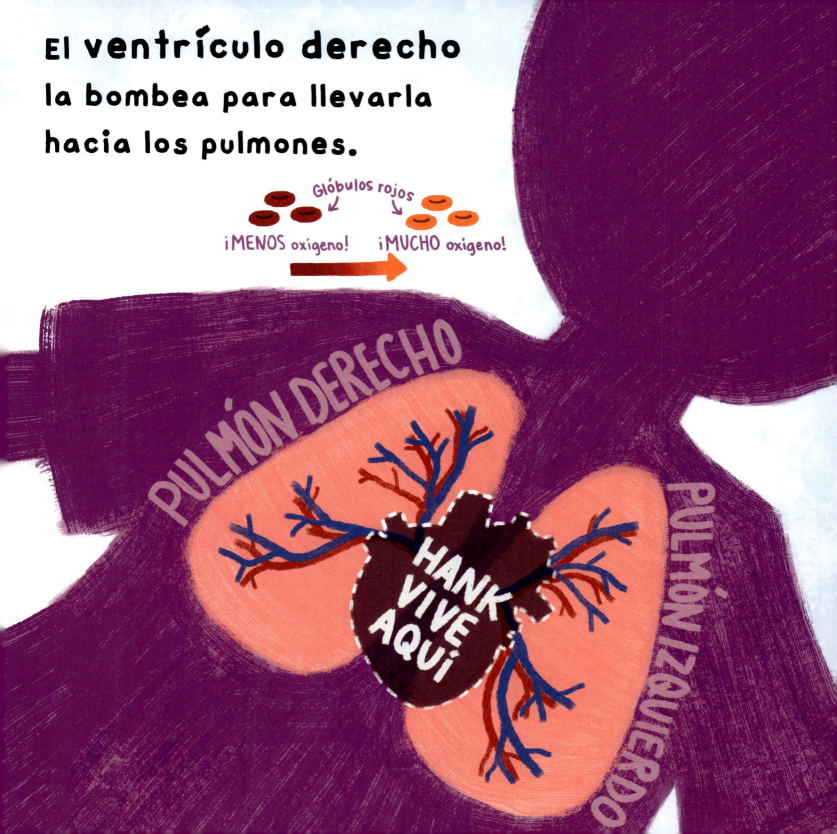

Desde los pulmones al lado izquierdo de Hank: ¡Ahí se va la sangre roja!

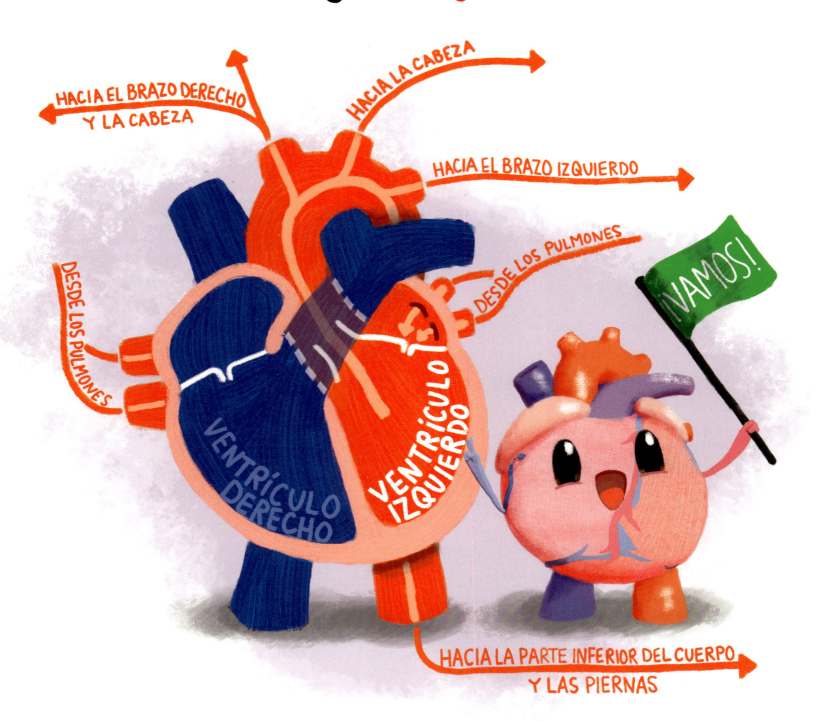

¡El ventrículo izquierdo la bombea hacia tu cabeza, tu pancita y los dedos de los pies!

¡Las ARTERIAS transportan la sangre desde el corazón!

PULSO significa "¡sentir que tu corazón late!"

¡Fíjate si puedes sentir el PULSO en estas ARTERIAS!

Arteria radial
¡Siéntela en la muñeca, en la base del pulgar!

Arteria carótida
¡Siéntela en el cuello!

Arteria axilar
¡Siéntela en el brazo superior!

Arteria poplitea
¡Siéntela detrás de la rodilla!

Arteria dorsal del pie
¡Siéntela encima del pie!

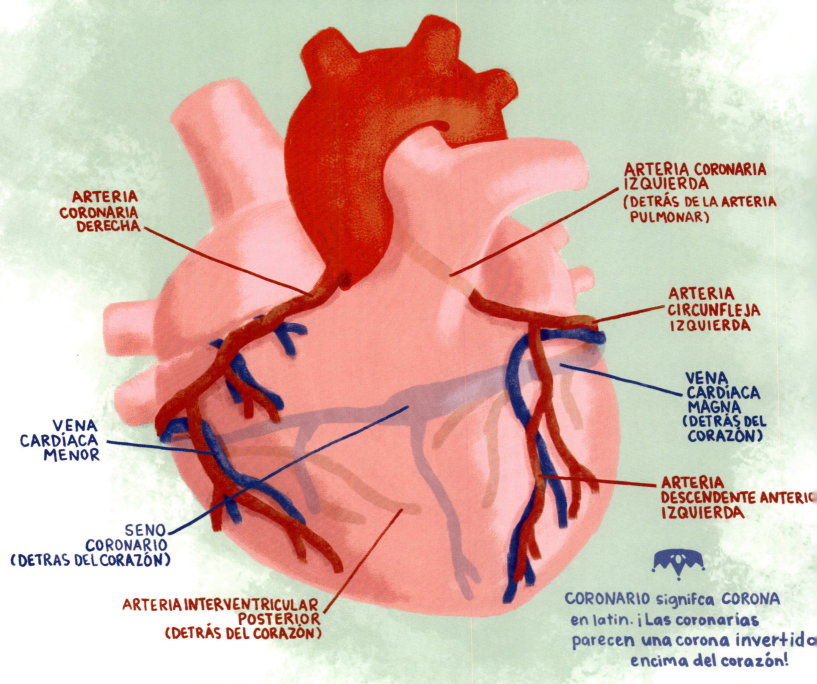

¡Come bien y MUÉVETE!
para mantener el nivel de bombeo de Hank alto.

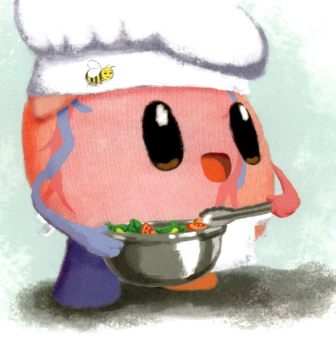

Hank dice: "Practica el 5-1-1-0"

 ¡5 o más verduras y frutas por día!

 ¡No más de una hora de tiempo de pantalla por día!

¡Una hora o más de actividad física por día!

¡Cero bebidas azucaradas!

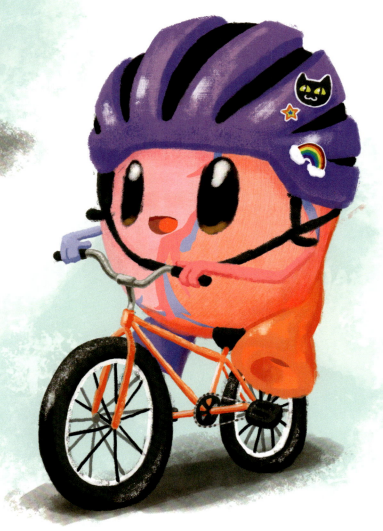

El bombeo es lento cuando duermes

y rápido cuando juegas;

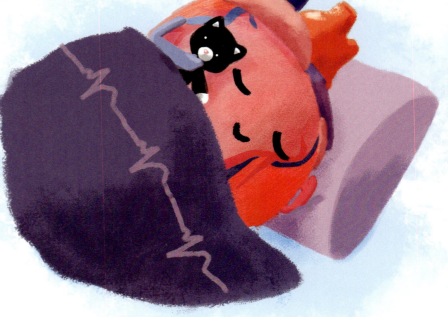

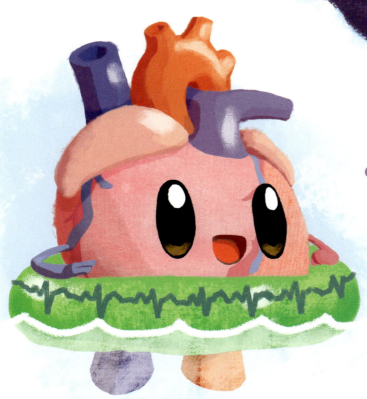

5 BPM — **BRADICARDIA** significa **FRECUENCIA CARDÍACA LENTA**.
La ballena azul tiene una de las frecuencias cardíacas más lentas: ¡tan solo 5 latidos por minuto!

85 BPM — ¡La frecuencia cardica humana normal es entre 60 y 100 latidos por minuto!

TAQUICARDIA significa **FRECUENCIA CARDÍACA RÁPIDA**.
1240 BPM — El colibrí tiene una de las más rápidas: ¡1,240 latidos por minuto!

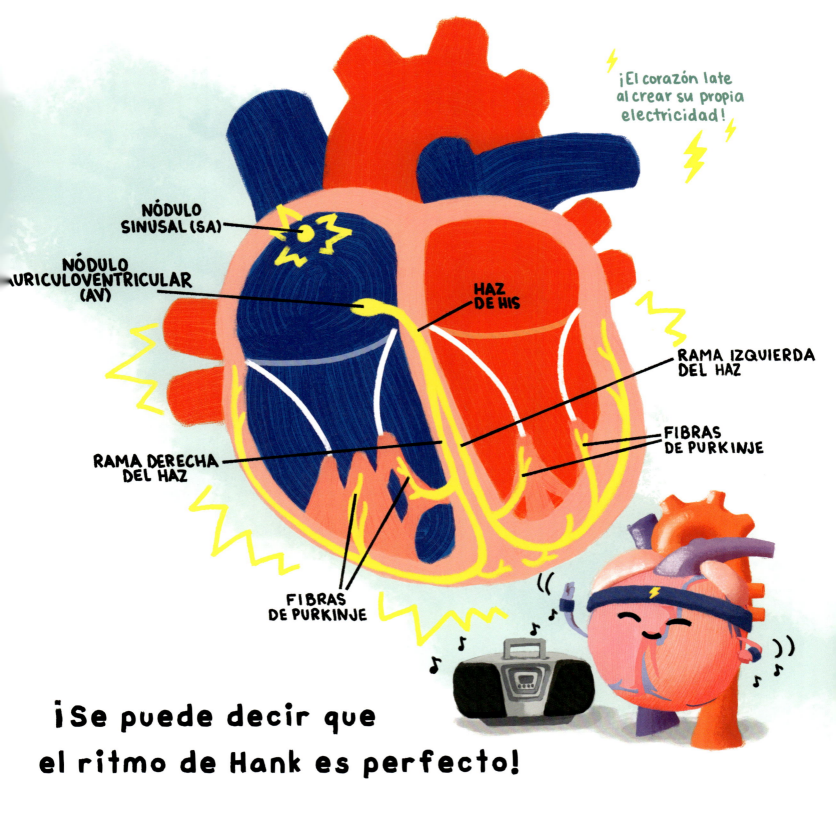

Los sonidos de Hank nos indican qué está haciendo
¡Lub-dub, wuush, rambl, plo-plo!

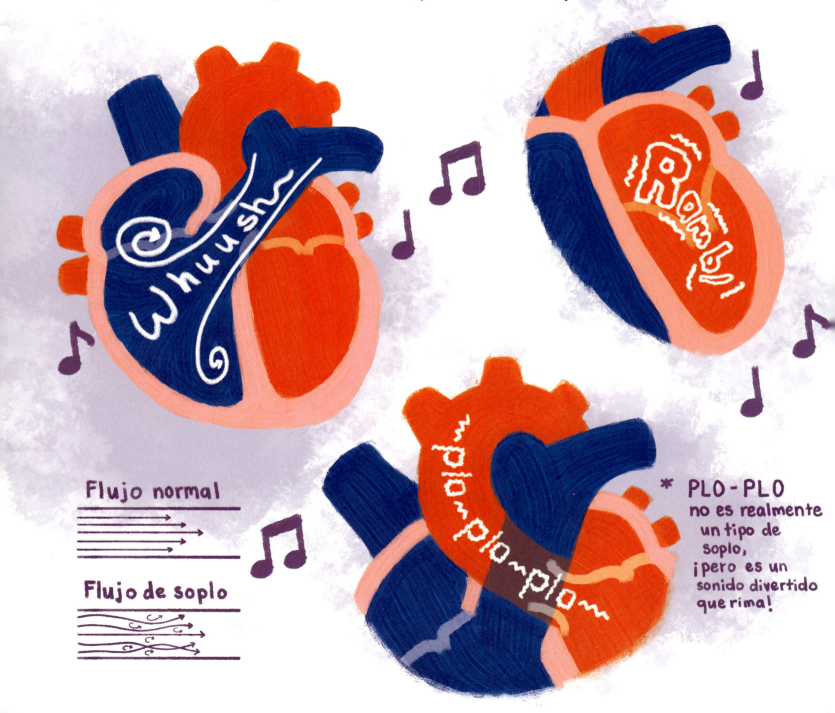

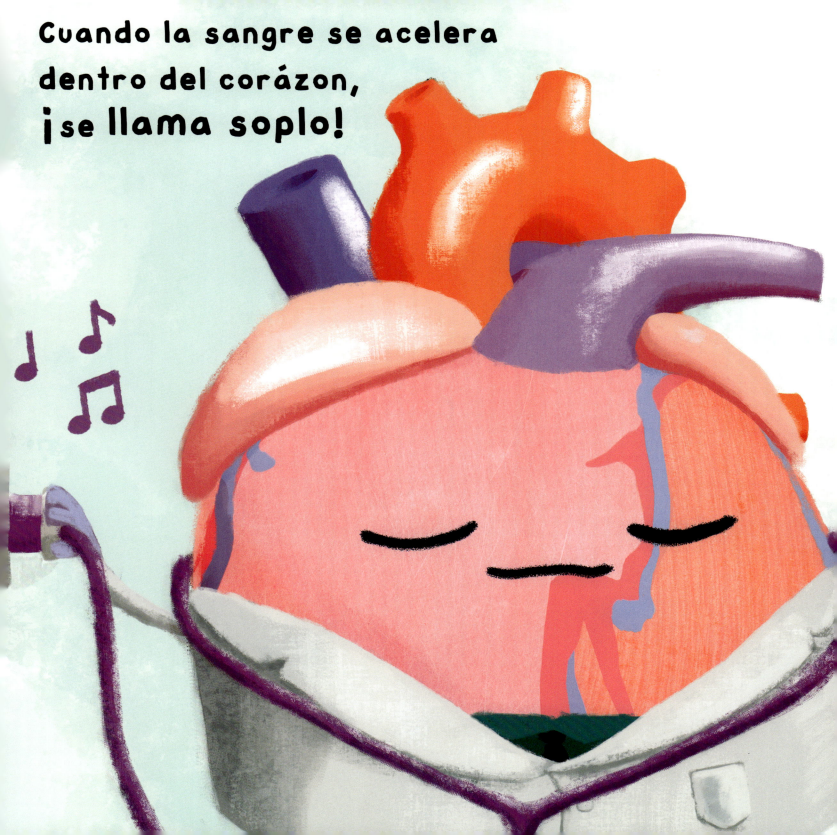

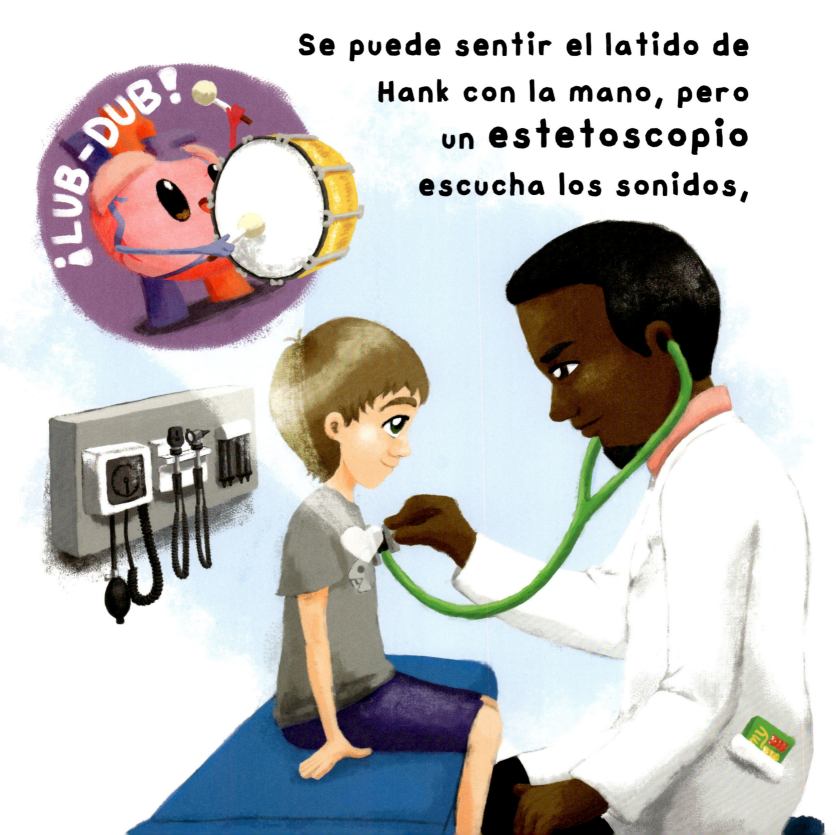

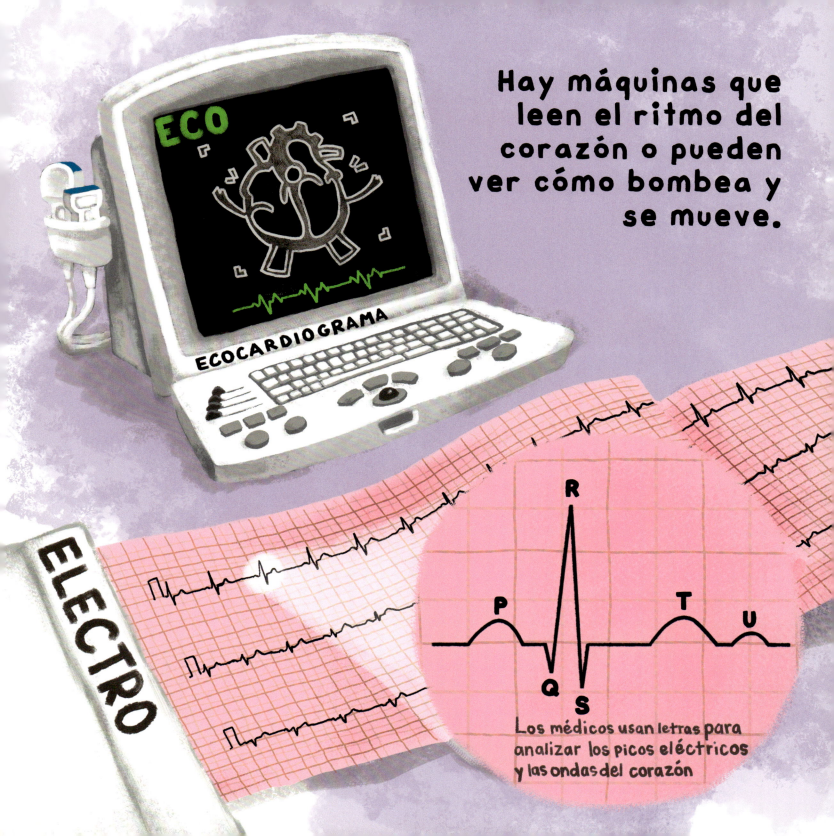

Hank es una maravilla médica.
Sin duda, una compleja creación.

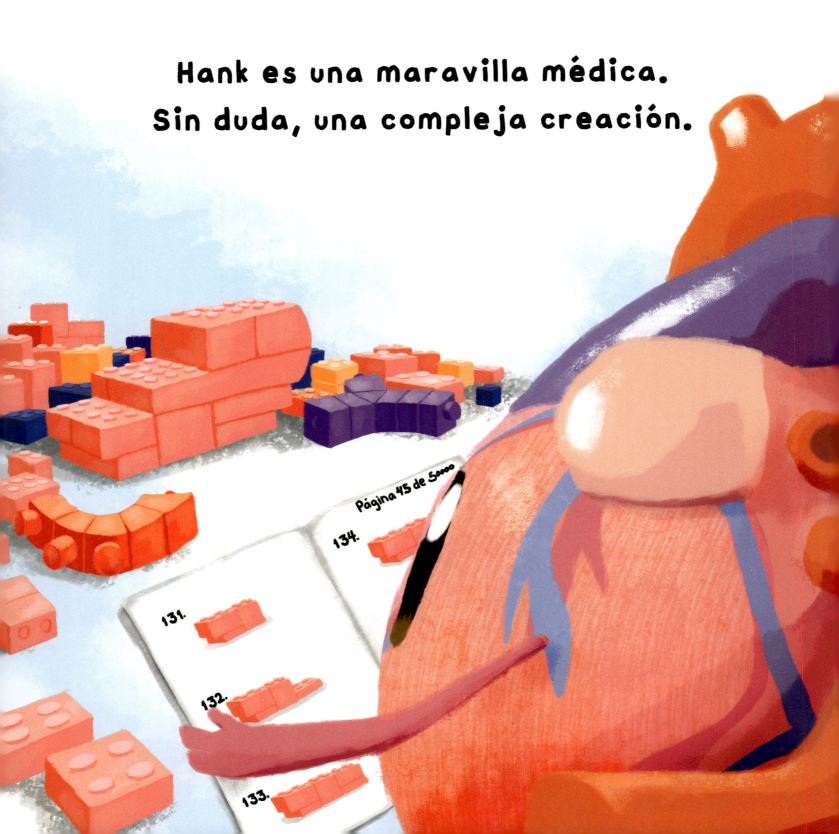

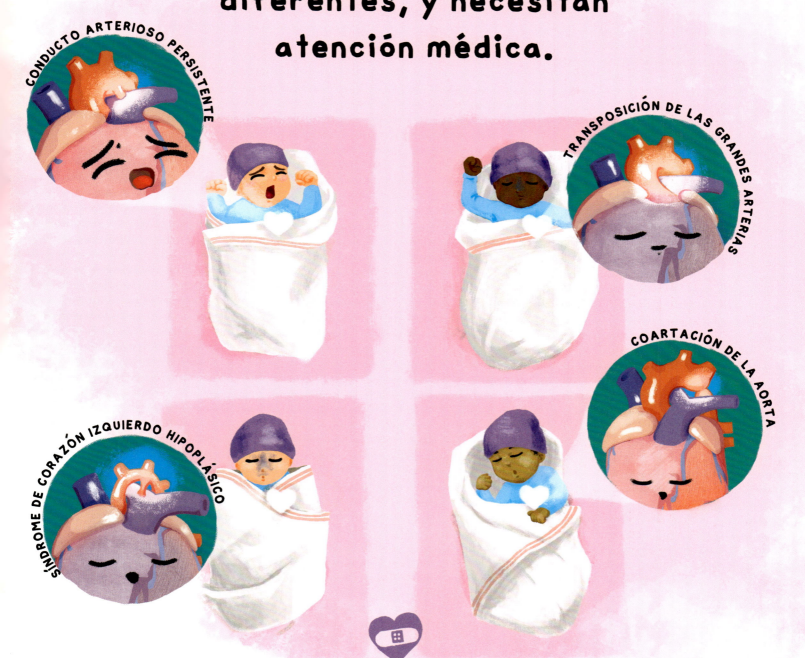

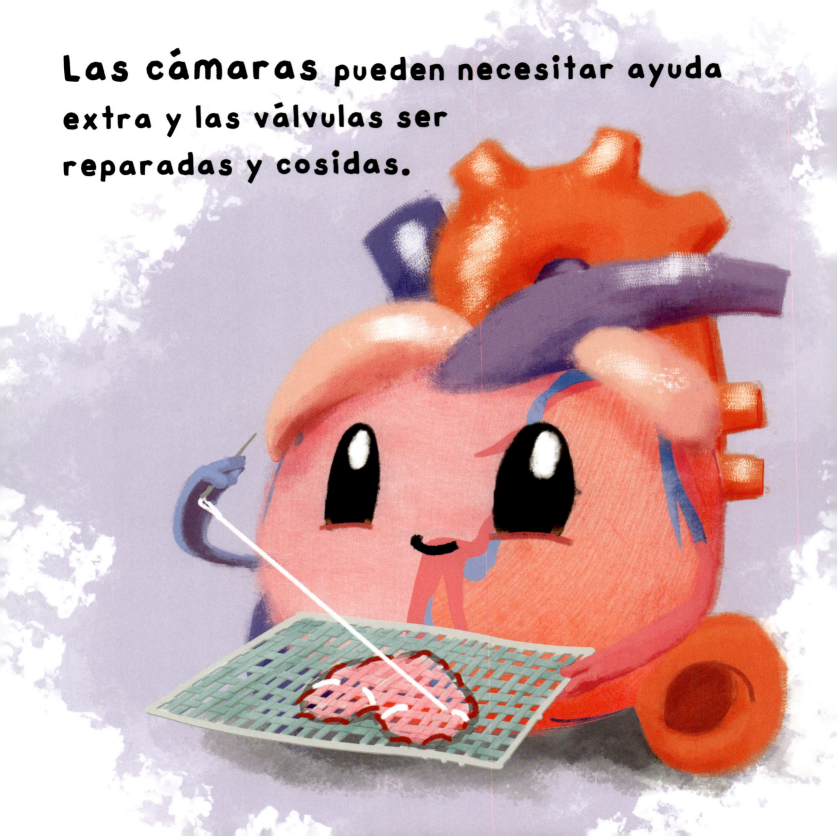

Las cámaras pueden necesitar ayuda extra y las válvulas ser reparadas y cosidas.

Los agujeros en las paredes podrían necesitar un parche,

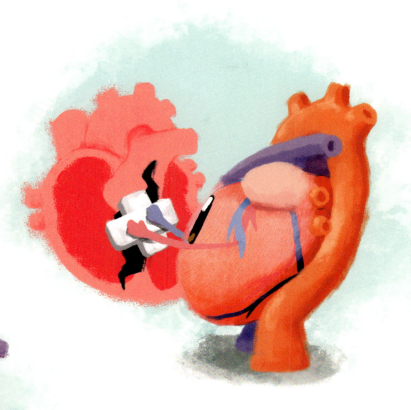

y que los **grandes vasos se intercambien**

LOS CIRUJANOS CARDÍACOS son muy hábiles: ¡Cosen y encuentran diferentes formas de arreglar el corazón!

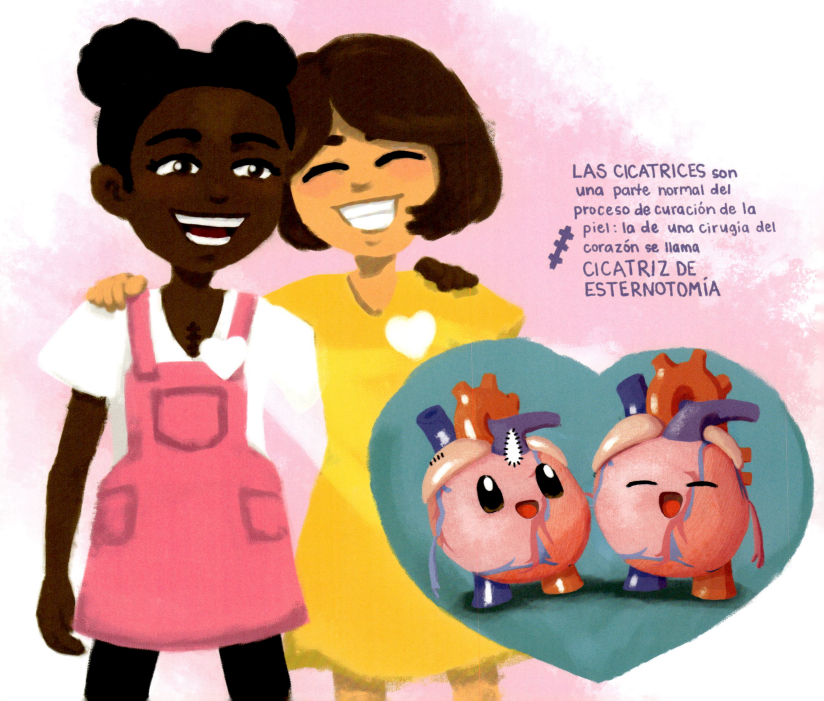

Debes saber que todos te quieren

y estarán contigo en todo momento.

El corazón nos ayuda a describir el recorrido de la vida.

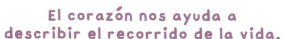 "Desde el corazón" quiere decir que actúas con honestidad.

"Cerca del corazón" quiere decir que quieres a todos los que están cerca de ti.

 "Con todo el corazón" quiere decir que das todo de ti.

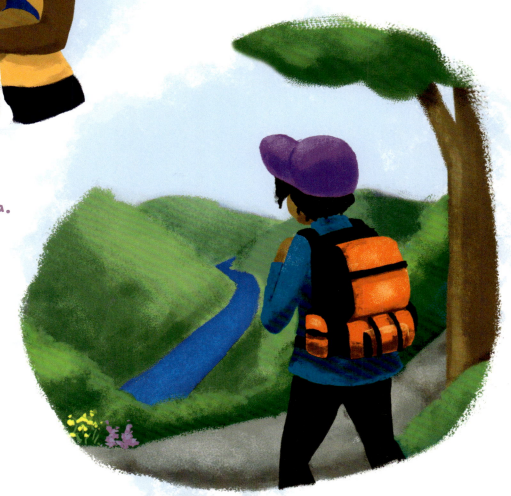

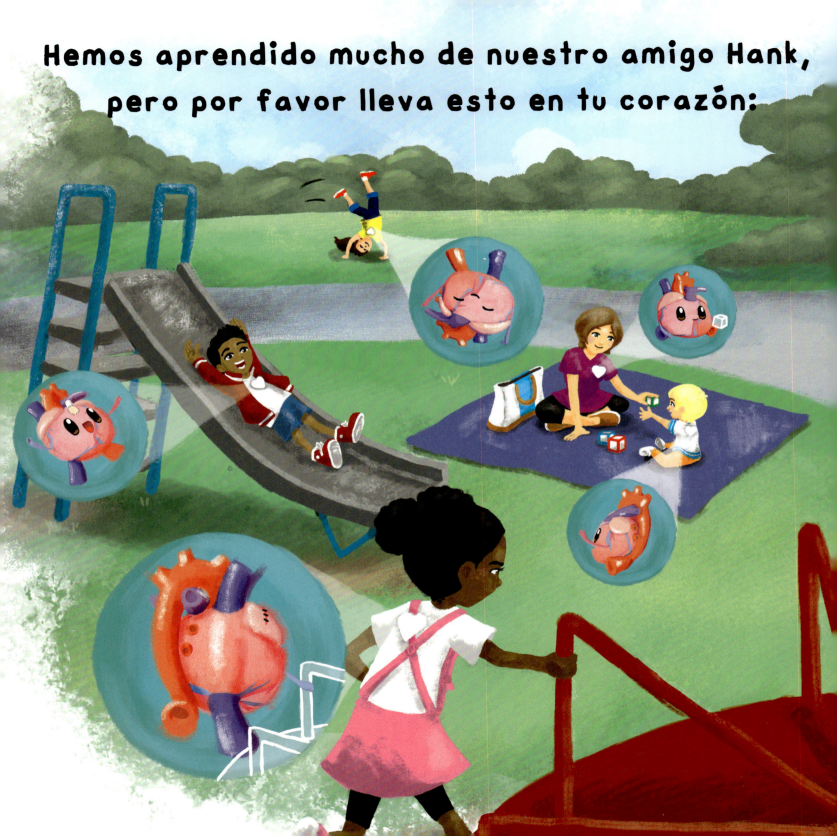

Hemos aprendido mucho de nuestro amigo Hank, pero por favor lleva esto en tu corazón:

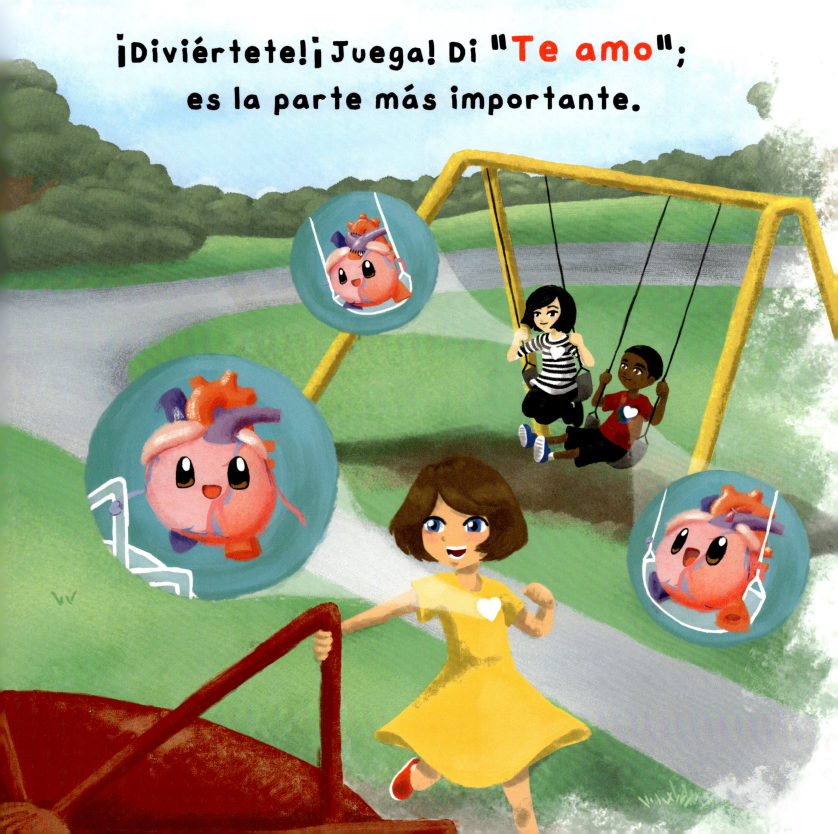

GLOSARIO

SANGRE DESOXIGENADA: Sangre con poco oxígeno y mucho dióxido de carbono.

SANGRE OXIGENADA: Sangre con mucho oxígeno y poco dióxido de carbono

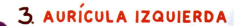

1. AURÍCULA DERECHA: Es la primera cámara en recibir la sangre. Su función es llenarse con sangre desoxigenada que regresa del cuerpo.

3. AURÍCULA IZQUIERDA: Es la tercera cámara en recibir la sangre. Su función es llenarse con sangre recién oxigenada que regresa de los pulmones.

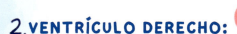

2. VENTRÍCULO DERECHO: Es la segunda cámara en recibir la sangre. Su función es bombear sangre desoxigenada hacia los pulmones para obtener oxígeno.

4. VENTRÍCULO IZQUIERDO: Es la cuarta cámara en recibir sangre. Su función es bombear sangre recién oxigenada hacia el cuerpo.

CÁMARAS: Son los cuatro grandes compartimientos que tiene el corazón.

SÍSTOLE: Cuando el corazón tiene que CONTRAERSE para bombear sangre hacia el cuerpo durante el Ciclo Cadíaco.

DIÁSTOLE: Cuando el corazón tiene que RELAJARSE para llenarse de sangre durante el Ciclo Cardíaco.

CICLO CARDÍACO: Es el latido completo del corazón. Incluye el tiempo para llenarse y el tiempo para contraerse.

ESTETOSCOPIO: Es un instrumento médico para escuchar el corazón.

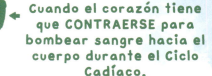

ECOCARDIOGRAMA: Es un examen médico que puede ver el corazón mediante ondas sonoras. Espera...¿qué? ¡De verdad! Transforma las ondas sonoras en una imagen, como los delfines que usan la ecolocalización para encontrar peces.

SOPLO CADÍACO: Es un ruido extra que se escucha con el estetoscopio cuando la sangre se acelera en el corazón o en los vasos. A veces se debe a un corazón diferente y otras veces es solo un ruido inofensivo.

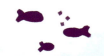

SISTEMA ELÉCTRICO DEL CORAZÓN:

ELECTROCARDIOGRAMA (EKG)

Es un examen que registra los picos eléctricos y las ondas del corazón. ¿Por qué PQRSTU? Dicen que el inventor del electrocardiograma, el Dr. Einthoven usó la "O" al principio y la "X" al final de cada latido; ¡y luego llenó los espacios intermedios con "PQRSTU"!

1. NÓDULO SINUSAL (SA):

¡Este grupo especial de células genera un impulso eléctrico hacia las aurículas que inicia cada latido! Se lo conoce como el "marcapasos" del corazón porque establece el "ritmo" del latido.

2. NÓDULO AURICULOVENTRICULAR (AV)

Este grupo de células recibe electricidad desde las aurículas y hace una pausa antes de pasarla al resto del sistema eléctrico. Esta pausa permite que el corazón se llene de sangre antes de contraerse. ¡También protege al corazón de latir irregularmente! ¡Es como el portero del sistema eléctrico!

5. FIBRAS DE PURKINJE:

¡Esta es la última parada en el tren eléctrico! Estas pequeñas fibras envían la electricidad directamente a todas las células del músculo cardíaco para hacerlas latir como si fueran una sola (a esto lo llamamos un "latido sincronizado").

3. HAZ DE HIS:

¡No, "HIS" no significa que vamos a hablar de HIStoria! A este paquete de células lo describió por primera vez un cardiólogo, el Dr. His. Conecta la electricidad del nódulo AV a los ventrículos a través de la ramas del haz.

4. RAMAS DEL HAZ:

Estas ramas envían electricidad a los ventrículos izquierdo y derecho, ¡como dos grandes ramas de un árbol! Cuando se lesionan, no funcionan muy bien; esto se llama "bloqueo de rama del haz".

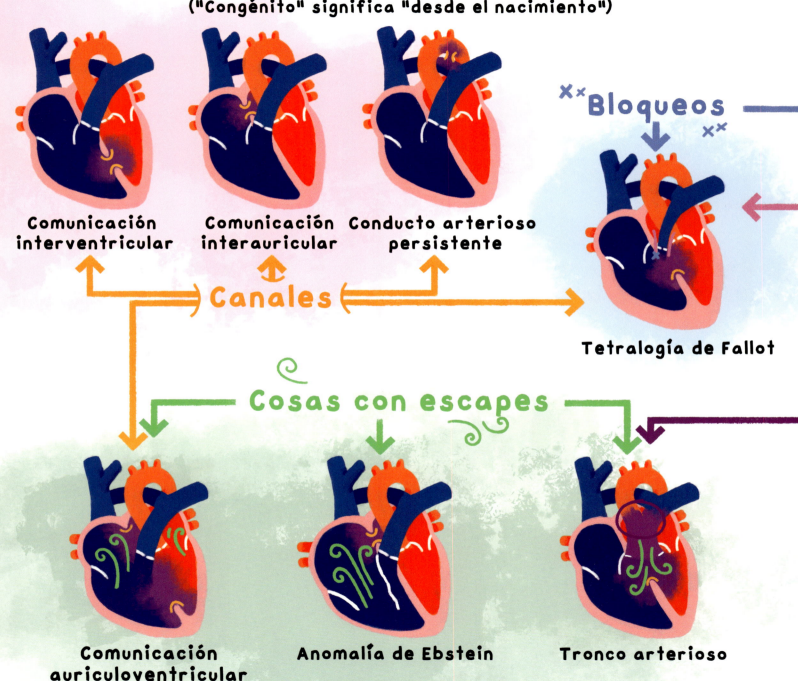

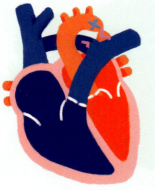
Coartación de la aorta

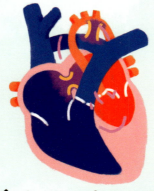
Síndrome de corazón izquierdo hipoplásico

*No se incluyen todas las posibles diferencias congénitas del corazón.

Cosas pequeñas

)(Canales
✗ Bloqueos
✓ Cosas con escapes
— Cosas pequeñas
∿ Cosas que faltan
○ Cosas que no encajan

● Sangre oxigenada
● Sangre mixta/derivada
● Sangre desoxigenada

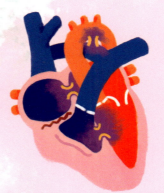
Atresia tricúspide

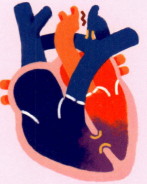
Arco aórtico interrumpido

Cosas que faltan

Cosas que no encajan

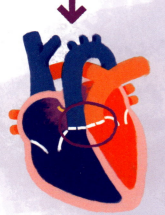
Transposición de las grandes arterias

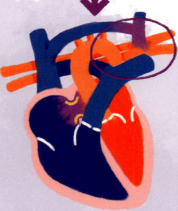
Retorno venoso pulmonar anómalo total

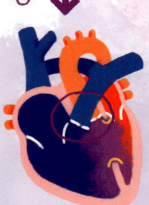
Doble salida del ventrículo derecho

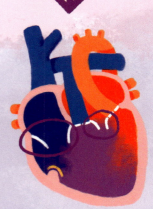
Doble entrada del ventrículo izquierdo

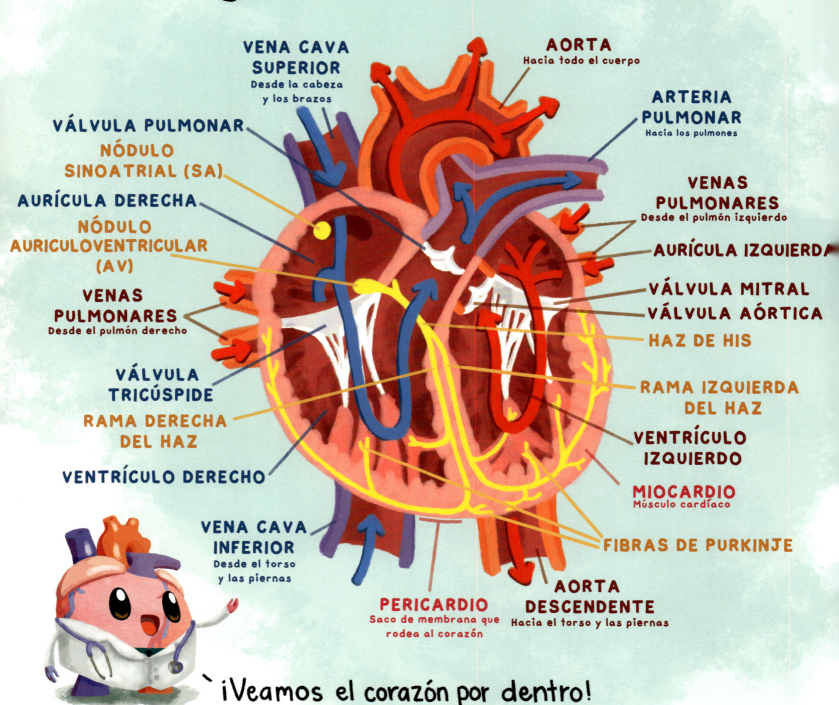

Recursos

¡Recursos especiales para obtener más información!

American Heart Association - www.heart.org

CardioSmart del American College of Cardiology - www.cardiosmart.org

Cincinnati Children's Heart Encyclopedia y la app de Heartpedia - www.cincinnatichildrens.org/heartpedia

Heart University - www.heartuniversity.org

Johns Hopkins University/Cove Point Foundation - www.pted.org

¡...y muchos más! ¡Consulta el sitio web de tu hospital infantil local para obtener otros materiales importantes sobre las diferencias congénitas del corazón!

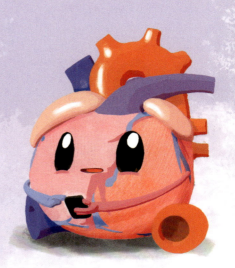

Algunas organizaciones para familias con diferencias congénitas del corazón

Adult Congenital Heart Association - www.achaheart.org

Children's Heart Association of Cincinnati - www.chaoc.org

Mended Little Hearts - www.mendedhearts.org

National Pediatric Cardiology Quality Improvement Collaborative - www.npcqic.org

Pediatric Congenital Heart Association - www.conqueringchd.org

¡...y muchos más! ¡Busca otras organizaciones en tu localidad que apoyen a familias con diferencias congénitas del corazón!

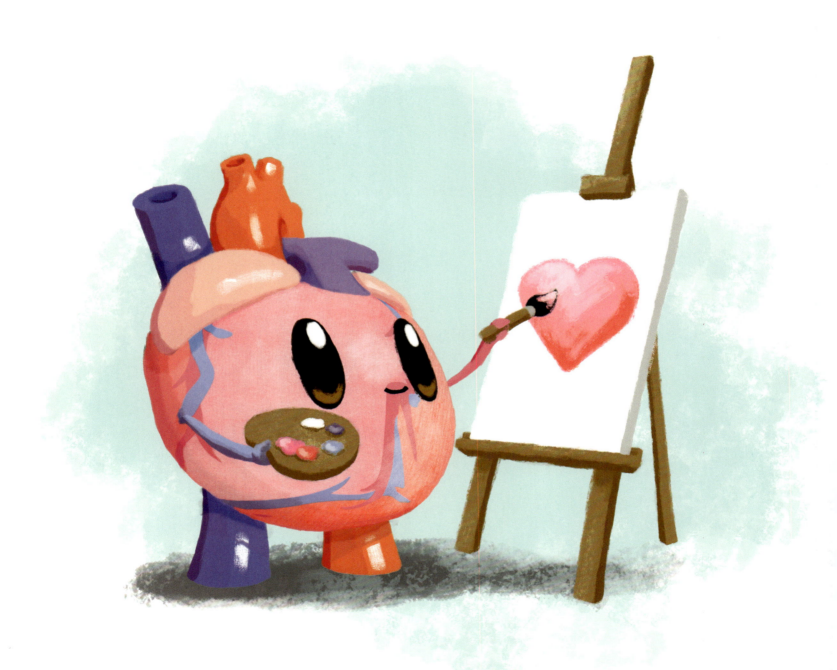

Fin